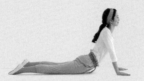

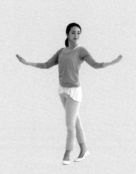

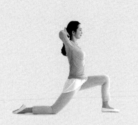

關鍵3秒！

不怕痛，好得快！

腰痛體操

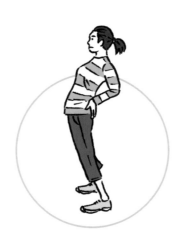

講師：松平浩

NHK出版◎授權

前言

「腰痛必須靜養，不可動來動去！」這一類看似「常識」的話語，其實是個迷思。隨著時代的轉變，對腰痛的研究已經有了飛躍性的進展，國際上公認的腰痛治療觀念已經有所更新，對於腰痛的人而言，過度的靜養不但沒有幫助，反而可能阻礙身體復原。

「腰痛」原本就沒有特定的病理名稱，大多是泛指腰部、背部、臀部感受到痛楚與緊繃。據説有將近80%的日本人一輩子都至少體驗過一次腰痛，其中大部分人的腰痛並非起因於疾病，而且時常查不出特定原因，像這種情形原則上可不必太過擔心，而且可試著透過自行做體操的方法來進行緩解與預防。

本書介紹了一些能夠預防腰痛的體操，這些體操的動作並不激烈，能夠有效防止腰痛的發生。因應身體不同的狀況，本書還有其他相應的體操介紹，請在平日的生活中實踐這些體操，努力當一個「腰痛絕緣體」！

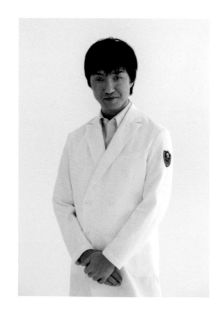

講師 松平 浩（Dr. KO）

醫學博士，現任東京大學醫學系附屬醫院「22世紀醫療中心運動器官疼痛醫學研究暨管理」講座長、特聘教授，並兼任福島縣立醫科大學醫學部「疼痛醫學講座」特聘教授。1998年就任東京大學醫學系附屬醫院「整形外科・腰椎與腰痛團隊」主任，並於同所大學取得博士。致力於研究腰痛，並向大眾介紹腰痛的成因，立基於全新的觀點推廣「運動療法」。著有《腰痛は脳で治す！3秒これだけ体操》（世界文化社）。
http://lbp4u.com/
（東京大學醫學系附屬醫院「22世紀醫療中心運動器官疼痛醫學研究暨管理」講座）

長久以來的迷思

◎如果腰閃傷，在腰痛消失之前都應該靜養不動。

◎腰痛的人不可運動。

◎如果椎間盤凸出，一輩子都會腰痛。

◎腰痛的時候最好穿著束腹。

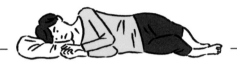

劃時代的運動療法登場嘍！

腰痛新知

◎如果因為怕痛而過度靜養，
　腰痛的治療期會更長。

◎如果總是擔心腰痛治不好，
　不安的情緒會降低大腦機能，反而覺得更痛。

◎正視疼痛，一邊活動一邊找到身體的平衡點。

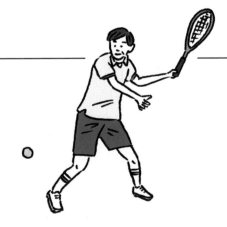

Contents

開始做體操之前請注意

● 先瞭解自己的需要，再選擇適合的體操，在不勉強的範圍內進行練習。

● 若正在接受專業醫師的治療，請遵從醫師的指示。

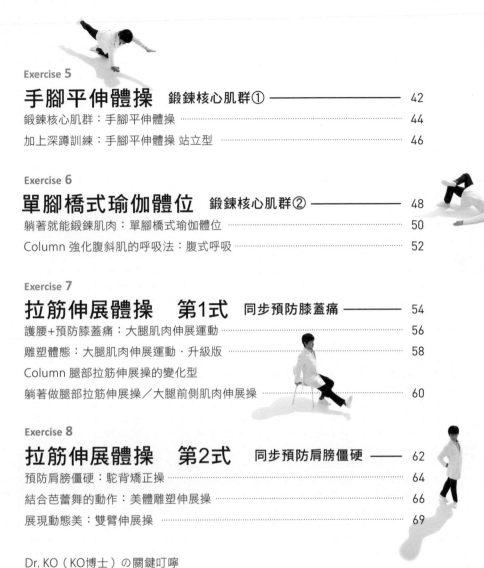

引發腰痛的原因

腰痛可大略分為兩種，一種是因為疾病所造成，這種成因的腰痛（特殊腰痛）必須特別注意；一種是即使找醫生進行檢查，也可能找不到原因的腰痛（非特殊腰痛）。根據醫院的門診紀錄，因為腰痛而就醫的人大約有85％屬於後者，其中包括許多人所煩惱的慢性腰痛，以及俗稱「閃到腰」的急性腰扭傷，又稱腰閃傷。

從上述的數據可知，大多數的腰痛都可自行恢復，也就是屬於「不必擔心的腰痛」，而本書大部分所介紹的體操主要就是針對這種腰痛所設計。至於因為腰椎管狹窄症所造成的坐骨神經痛，本書也介紹了有效的復健體操（參閱P.32）。

不必擔心的腰痛

沒有特定原因的腰痛，其中以俗稱「閃到腰」的腰閃傷為代表，也包含慢性腰痛以及許多會重複發作的腰痛。

疾病所造成的腰痛

在這一類腰痛患者中，椎間盤凸出和腰椎管狹窄症是最常見的疾病。也有人的腰痛導因於癌症或大動脈腫瘤，這種腰痛會危及性命（參閱右頁）。

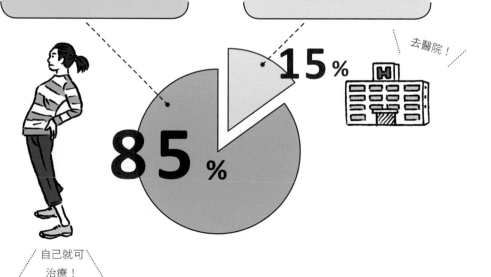

15%

去醫院！

85%

自己就可治療！

因疾病或受傷所引發的腰痛

☐ 跌倒或屁股跌坐在地後開始產生腰痛，且影響到日常生活。
　　⇒　可能骨折了！

☐ 年逾65歲（特別是女性），每天早上起床時都會背痛或腰痛。
　　⇒　可能是骨質疏鬆症（骨質密度下降）造成骨折！

☐ 一躺下，腰痛馬上就會發作。即使服用了止痛劑一個月，疼痛的狀況仍毫無改善。
　　⇒　可能已經患有嚴重的疾病！

☐ 疼痛與麻痺的感覺從臀部延伸到小腿。
　　⇒　可能是腰椎管狹窄症或椎間盤凸出。

☐ 肛門、性器官周圍有燙熱感，而且覺得麻麻的。排尿有困難，會漏尿。
　　⇒　可能是重度的腰椎管狹窄症或椎間盤凸出。

☐ 踮腳尖走路或以腳後跟走路都有很大的困難，雙腿無力。
　　⇒　可能是重度的腰椎管狹窄症或椎間盤凸出，也可能是腦部或脊髓病變。

只要符合任何一項症狀，就有可能是疾病而造成的「特殊腰痛」，必須到專業的醫療機構接受檢查。

改善與預防腰痛的關鍵概念

1

打破「腰痛只能靜養」的迷思

腰痛時應該藉由適當的活動來緩解症狀──這是每個人都必須建立的新常識！如果擔心太痛，可避免大幅度地活動腰部，一邊感受痛楚一邊找到身體的平衡點，適當地活動身體。

➡ P.13
➡ P.30
➡ P.40

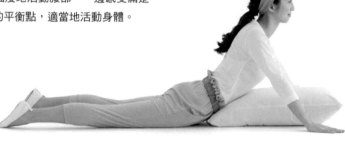

2

試著對自己說：「腰痛一點兒都不可怕！」

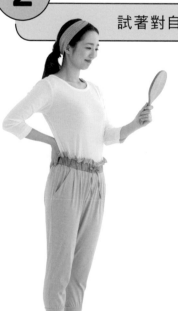

對腰痛心生恐懼與不安，絕對是改善和預防腰痛的敵人！不安的情緒會降低大腦抑制疼痛的機能，請試著每天早上洗臉時，對著鏡中的自己說：「腰痛一點兒都不可怕。」

➡ P.31

③ 做一做預防腰痛的3秒體操

早上刷牙之前和午餐之後，請做
一做預防腰痛的小體操，只需要3
秒，輕鬆又簡單。日常生活中，腰
部應該避免過度使力，而身體前傾
或舉起重物時，都請務必記得要挺
胸與翹臀。

➡ P.10
➡ P.12
➡ P.16
➡ P.18

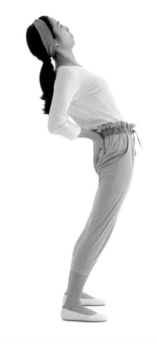

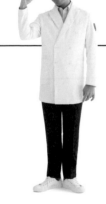

我試著將對付腰痛的重點彙整為以上三大項。其
中所謂的「3秒體操」融入了預防腰痛的新知識，將
醫學上研究多年的精華化為簡單的動作。這項簡單
的體操每次只要做3秒就夠了！請一定要在日常生活
中實踐哦！

避免「腰力透支」！

 什麼動作會過度耗費腰力？

 上半身前傾或是駝背等不良動作，
會增加腰部的負擔。

人體的兩塊脊椎骨之間夾著椎間盤，椎間盤的外圍部位屬於較堅硬的組織，名之為「纖維環」，包裹在纖維環裡的是一種膠狀物質，名之為「髓核」。正常狀態下，髓核處於椎間盤的中央。

如果因為使用電腦或手機，身體長時間維持前傾或駝背的姿勢，原本位於椎間盤中央的髓核就會朝向後方（背後）移動，而身體這時候也就處於「腰力透支」的狀態。人體背部的肌肉收縮幅度一旦超出正常所需，腰部的負擔就會變大，從生物力學的角度去思考這件事，很容易就能明白箇中道理。

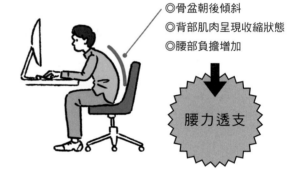

◎骨盆朝後傾斜
◎背部肌肉呈現收縮狀態
◎腰部負擔增加

腰力透支

（沒有「腰力透支」的健康狀態）

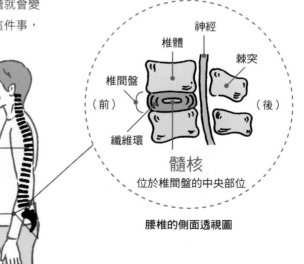

脊椎呈現平緩的
S形。

骨盆微微前傾。

神經
椎體
棘突
椎間盤
（前）
（後）
纖維環

髓核
位於椎間盤的中央部位

腰椎的側面透視圖

如果「腰力透支」會怎樣？

 可能有一天就突然腰部扭傷，
或是發現已經椎間盤凸出。

如果長期維持身體前傾的姿勢，就會
對腰部持續造成傷害，最終導致髓核朝
後方凸出。「冰凍三尺非一日之寒」，
說得明白一些，造成這種狀況並不是一
朝一日的事，而是長期在不知不覺的情
況下過度耗費腰力，導致腰部容易扭
傷，甚至是椎間盤凸出等嚴重後果。

持續「腰力透支」的後果……

腰部2大事故

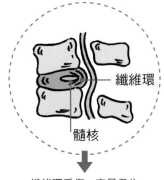

纖維環

髓核

↓

纖維環受傷，容易發生

急性腰扭傷

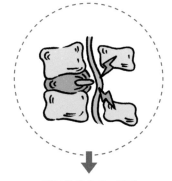

↓

髓核往後凸出，導致

椎間盤凸出

**腰部承受的
壓力有多大？**

我們平常一些無心的動作都可能帶給椎間盤莫大的壓力。
只要上半身稍微往前傾，腰椎部位的椎間盤所承受的壓力就
會增加將近200公斤。

「挺胸·翹臀」&「怕痛心理」

 為什麼要挺胸、翹臀？

 抬頭挺胸、臀部後翹很重要，
可避免造成腰部過分荷重。

　　舉重選手在舉起槓鈴時一定都會挺胸並翹臀，藉此降低對腰部的傷害。人體挺起胸膛時可避免駝背，作出臀部翹起的姿勢時會感覺到骨盆往前推，前傾上半身時請試著在這種狀態下進行動作，可減少腰部所承受的壓力。

　　每次上半身前傾的時候都要記住挺胸與翹臀，藉由這樣的姿勢來預防腰部受到傷害，以免日後產生腰痛。

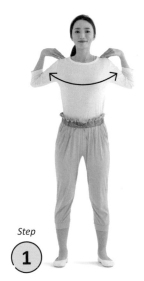

Step

1

雙手中指碰觸肩膀（肩峰），挺起胸膛。

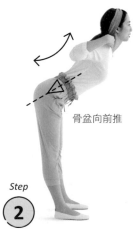

骨盆向前推

Step

2

傾斜上半身時，維持挺起胸膛的姿勢，臀部向後翹。

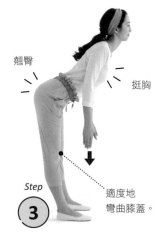

翹臀

挺胸

適度地彎曲膝蓋。

Step

3

舉起重物時，身體如果能在這種姿勢下彎曲膝蓋，腰部就不會承受過大的負擔。

「腰痛就該靜養不動」
為什麼是錯誤的觀念？

 「怕痛心理」會導致過度靜養，
身體沒有適度活動反而會造成不良影響。

只要體驗過一次腰痛，很容易就會因為怕痛而過度保護腰部。一旦陷入「怕痛心理」而過度靜養，不但無益於狀況的改善，還可能導致慢性疼痛，也會提高日後復發的機率。

身體如果缺乏適度活動，脊椎及周圍肌肉都會失去柔軟性，長期下來肌肉還會因為缺氧而分泌致痛的物質。

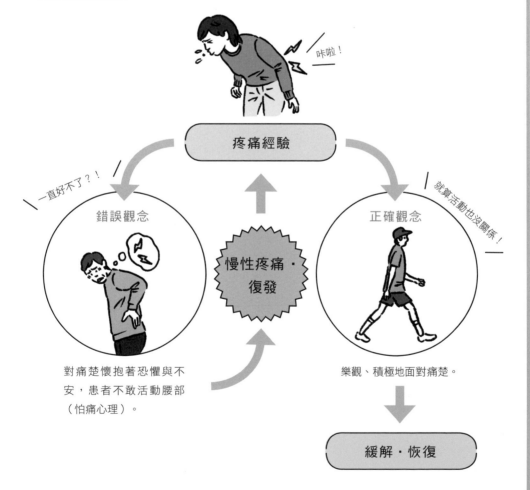

防腰痛體操

第1式

腰部往前推

只要3秒就能避免腰部過度使力，
不分男女老幼，隨時隨地皆可做。

本單元介紹的體操只需要花費3秒的時間，就能輕鬆地和腰痛說再見。有人會懷疑地問：「真的只要這樣嗎？」我總是回答：「是的，沒錯！」只要做一做這個簡單的體操，就能在不知不覺間將透支的腰力還給身體。有些慢性腰痛患者因為長期使用腰帶或束腹，導致背部肌肉緊繃、血液循環變差，建議試試這一套體操。不紙上談兵，立刻開始活動一下吧！

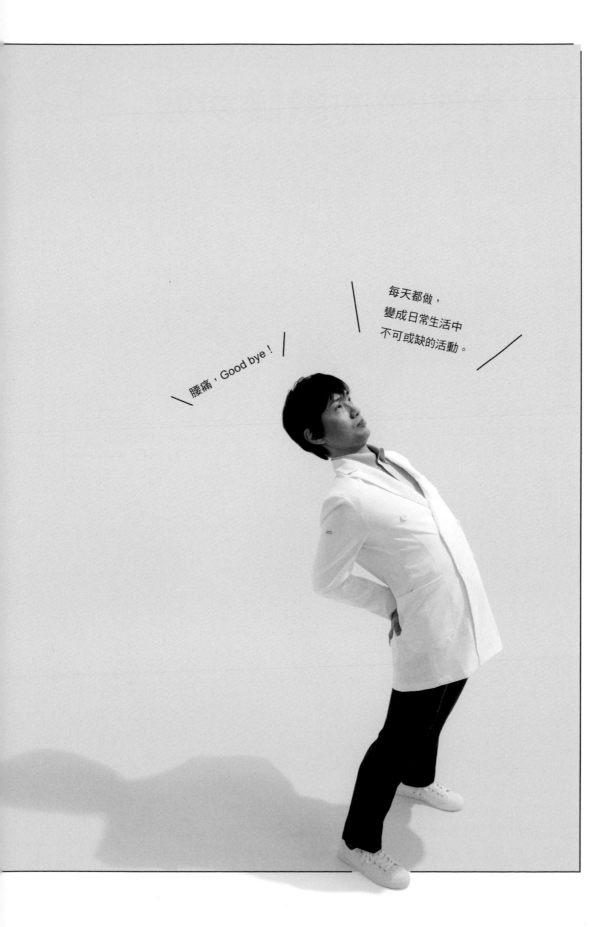

每天都做，
變成日常生活中
不可或缺的活動。

腰痛，Good bye！

只要3秒，腰部往前推

小動作的護腰功效

確實執行這個簡單的體操，就能夠讓往後凸出的髓核（參閱P.10）回到原本的正確位置（椎間盤中央）。腰部前推的動作也能改善肌肉的血液循環，減少致痛物質的分泌，可幫助預防和治療慢性腰痛。

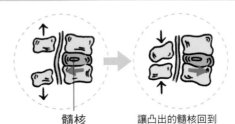

髓核
（往後凸出）

讓凸出的髓核回到原本的正確位置。

Step 1

雙腳之間的距離要比肩膀稍寬，雙手貼在臀部上，一邊吐氣，一邊慢慢地往後仰。

Step 2

雙手持續推著骨盆，維持這個姿勢3秒。

Step 3

慢慢回到一開始的直立動作。

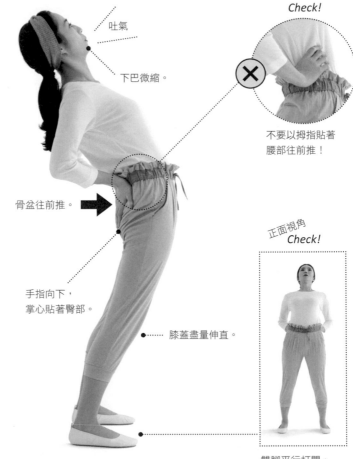

吐氣

下巴微縮。

Check!

✕

不要以拇指貼著腰部往前推！

骨盆往前推。 ➡

手指向下，掌心貼著臀部。

正面視角
Check!

膝蓋盡量伸直。

雙腳平行打開，距離比肩膀稍寬。

用於預防 **維持腰部前推的姿勢3秒×1至2次**

用於治療 **維持腰部前推的姿勢3秒×10次** （慢慢加強前推的力道）

注意！避免這些NG姿勢

練習防腰痛體操時，請務必要一邊吐氣，一邊慢慢地做出正確動作。要特別留意上半身後仰的幅度、雙手的位置和手指方向、膝蓋彎曲的程度等事項，也應該考量性別差異。以下列出典型的錯誤姿勢，請特別注意。

（常見於年輕女性的錯誤姿勢）　　　（常見於年長男性的錯誤姿勢）

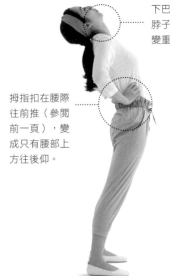

下巴往上抬，
脖子的負擔
變重。

拇指扣在腰際
往前推（參閱
前一頁），變
成只有腰部上
方往後仰。

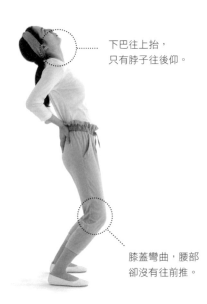

下巴往上抬，
只有脖子往後仰。

膝蓋彎曲，腰部
卻沒有往前推。

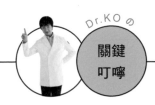

Dr.KO の

關鍵
叮嚀

練習防腰痛體操時，身體最適合的後仰程度應該以「痛快」為標準！也就是有點兒痛覺，但身體感到舒服的狀態。不過請務必注意，做體操時如果痛楚加劇，或是臀部到大腿感到疼痛，請立刻停止做體操，並找骨科醫生進行診斷。

腰部往前推時，如果這個部位會痛，請就醫！

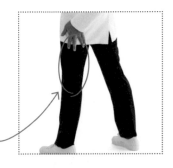

養成「護腰」好習慣

防腰痛體操是一套經過社會福祉法人實證的養生法,具有一定的護腰效果。推行這套養生體操的機構,與沒有推行的機構相比,職員們「腰痛」的比例明顯變少。

研究也發現,在一天當中的特定時間帶練習體操,可獲得更好的效果。一般而言,人們發生急性腰扭傷的時間點通常會落在上午,以及下午2至3點,因為這個時候人體的反應較為遲緩,因此,如果可以在早上刷牙前和午餐後的休息時間做體操,預防效果就會更好一些。為了避免平時在不知不覺中「透支腰力」(參閱P.10),建議養成做體操的好習慣,只需花費3秒,卻能達到良好效果。

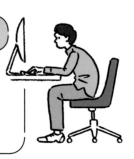

○ 這些時候最適合做防腰痛體操

◎ 搬完重物之後

◎ 身體前傾工作了一段時間之後

◎ 長時間久坐之後

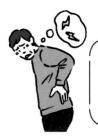

○ 容易發生急性腰扭傷的時間帶

上午 ／ 下午2至3點

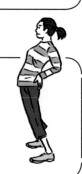

○ 常做防腰痛體操,幫助儲備腰力

Step1 ▶ 早上刷牙前先做體操(為上午儲備腰力)

Step2 ▶ 午餐後做體操(為下午儲備腰力)

Step3 ▶ 駝著背工作之後做體操,不厭其煩地儲備腰力!

〔 保持正確坐姿，腰痛不上身 〕

✓ 坐著工作時請注意坐姿

◎如果一直駝背……　　　　　　　◎要經常挺直背脊

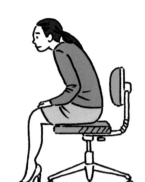 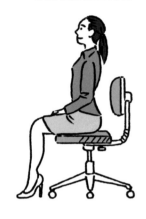

有些人工作時會長期坐著，上半　　　提醒自己挺直背脊，並把這個動
身經常會不自覺地往前傾，變成　　　作養成習慣，良好的坐姿能夠預
駝背姿勢。　　　　　　　　　　　防腰痛。

✓ 長時間久坐的護腰方法

◎一天至少一次，在椅背與臀部下方
各放一塊墊子，練習做出完美的坐
姿，能夠預防腰力透支唷！

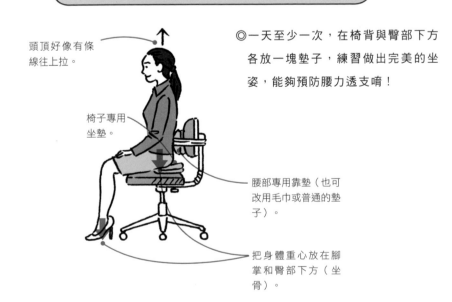

頭頂好像有條
線往上拉。

椅子專用
坐墊。

腰部專用靠墊（也可
改用毛巾或普通的墊
子）。

把身體重心放在腳
掌和臀部下方（坐
骨）。

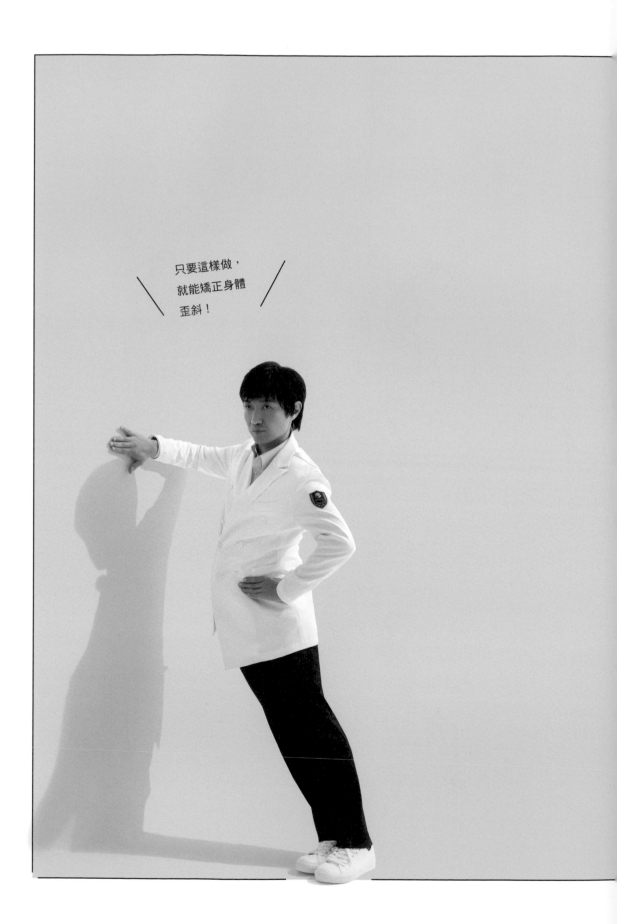

只要這樣做，
就能矯正身體
歪斜！

Exercise

2

防腰痛體操

第 2 式

腰部側彎

每2至3天進行一次，
平衡腰部左右側的負荷。

本單元介紹的是「橫向動作」的體操，同樣有助於預防腰痛。大部分的人會因為不良的走路習慣或翹腳，導致身體偏左或偏右傾斜，這種不平衡的體態會造成腰部受重不平均，很有可能導致腰力透支。腰部側彎的體操2至3天做一次，左右邊都要做，覺得不舒服的那一側更要加強練習，藉此調整身體的左右平衡。

腰部側彎

1次5秒，左右各做5次（手推腰部的力道慢慢變強）

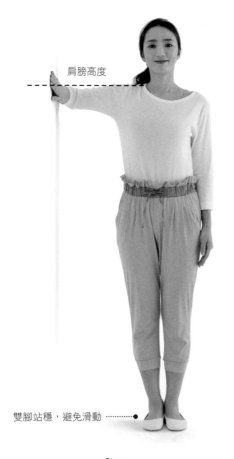

肩膀高度

雙腳站穩，避免滑動

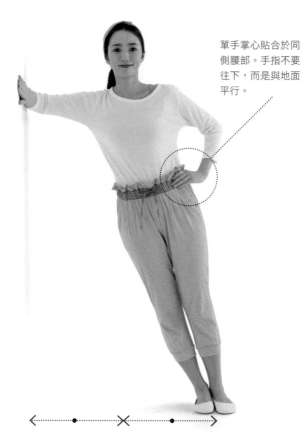

單手掌心貼合於同側腰部。手指不要往下，而是與地面平行。

Step

1

找一面穩定的牆壁，雙腳站穩且避免滑動。手掌到手肘貼在牆壁上，位置與肩膀同高。

Step

2

雙腳遠離牆壁，移動的距離大約是剛才距離牆壁的一倍。未貼牆面的那一手掌心貼合在同側腰部上。

腰部向左、向右彎曲有助於維持身體左右側的平衡。同樣是側彎的動作，請試著比較左右兩邊有何不同。如果有某一邊做起來怪怪的，或是腰部較難彎曲，那一邊就連續做5次。每一次手推腰部的力道都要加強，在可以忍受的疼痛極限內維持側彎姿勢5秒。

側彎腰部的動作非常簡單，只要2至3天執行一次就能矯正身體左右邊的平衡。平時如果腰部兩側感到疼痛，請試試這個體操，緩解痛楚的效果一定會令你感到相當驚喜。

× 間隔2至3天

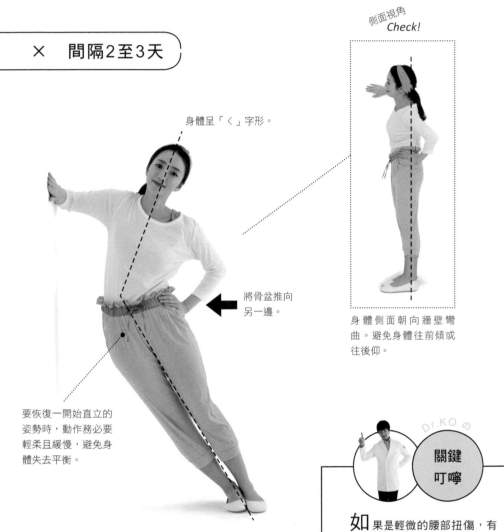

側面視角
Check!

身體呈「く」字形。

將骨盆推向另一邊。

身體側面朝向牆壁彎曲。避免身體往前傾或往後仰。

要恢復一開始直立的姿勢時，動作務必要輕柔且緩慢，避免身體失去平衡。

Step

③

一邊吐氣，一邊慢慢地把身體彎成「く」字形，直到疼痛感達到可忍耐的極限，保持側彎姿勢5秒。

Dr.KO の

關鍵
叮嚀

如果是輕微的腰部扭傷，有時會發現腰部還是能夠往前或往後活動，這種情況下，髓核不一定是往前或往後凸出，而可能是向左或向右凸出，做體操時就想像著要讓向側邊凸出的髓核回歸原位吧！

3

腰閃傷復健操

趴地・挺背・弓腰

逐漸加深彎腰幅度，
慢慢克服對劇痛的恐懼感吧！

「閃到腰」堪稱是腰痛中的頭號大敵！腰閃傷會帶來劇烈的疼痛感，在日本還曾經被稱為「魔女的攻擊」！因為腰閃傷而僵硬的身體，只要做一做這個復健操，就能得到適當的活動。這個動作採俯臥姿勢，關鍵在於穩定害怕的情緒，只要能克服不安的心情，身體就會逐步放鬆，腰部就能一點一點地彎成弓形。

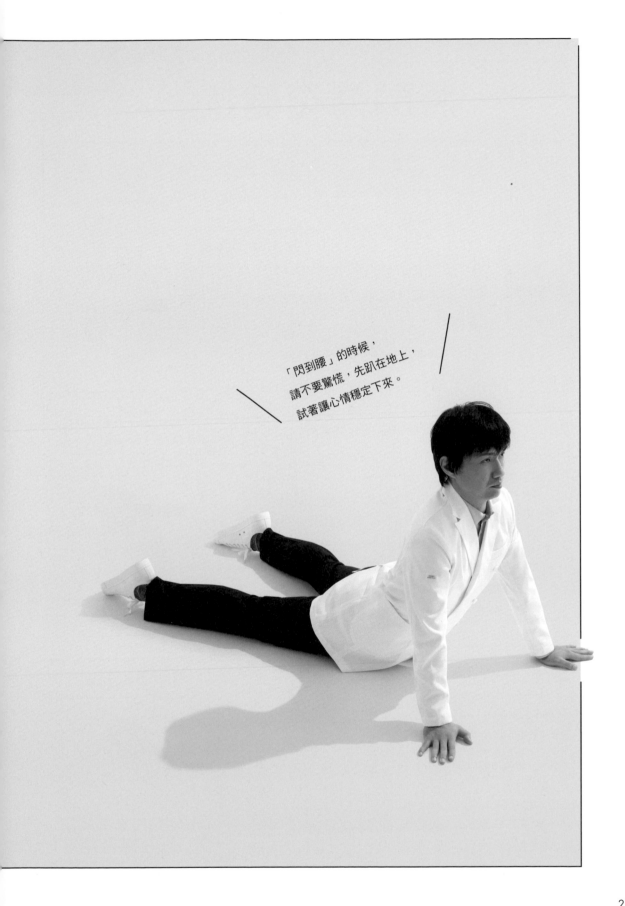

「閃到腰」的時候，
請不要驚慌，先趴在地上，
試著讓心情穩定下來。

腰閃傷復健操

Step 1 趴在地上，深呼吸

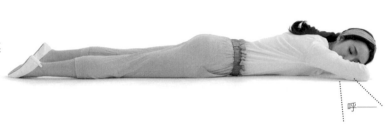

深呼吸3分鐘

慢慢地深呼吸，讓身體逐漸放輕鬆。

呼——

Step 2 在胸口下墊一個枕頭

將平日使用的枕頭放在胸口下，持續深呼吸3分鐘。雙腳張開與肩膀同寬，緩解下半身（特別是臀部到大腿）的緊繃感。

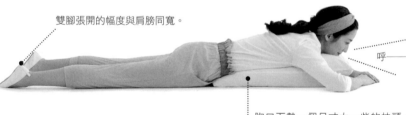

深呼吸3分鐘

雙腳張開的幅度與肩膀同寬。

呼——

胸口下墊一個尺寸大一些的枕頭。如果墊了枕頭反而覺得不適，可拿掉。

Step 3 手肘立起，慢慢撐起上半身

全身放鬆，立起手肘，讓上半身稍微往上抬升。想像要讓凸出的髓核恢復原位，一邊吐氣，一邊慢慢地弓起上半身。

讓凸出的髓核回到原位。

〈後〉

髓核

〈前〉

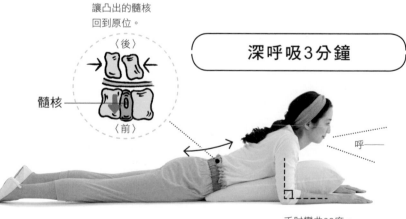

深呼吸3分鐘

呼——

手肘彎曲90度。

「閃到腰」典型的症狀就是椎間盤的髓核往後凸出（參閱P.11），想改善腰痛，就請試著想像要讓凸出的髓核回到原本的位置，慢慢地挺起上半身。這時候最重要的是讓緊張的心情平靜下來，並且讓身體放輕鬆。

當身體因為腰痛而完全僵硬時，可試著做這個體操，讓身體能夠稍微活動。這相當於是一種急救方法，平時請先熟記。

抬起上半身，維持5至10秒×10次

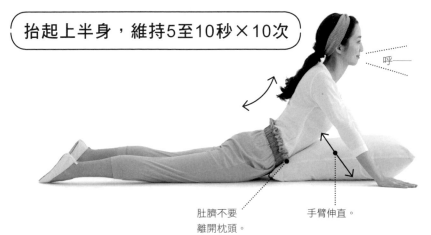

呼——

肚臍不要離開枕頭。

手臂伸直。

Step 4　伸直手臂，加大上半身弓起的幅度

像伏地挺身那樣撐起手臂，在可忍受的痛楚範圍內，一邊吐氣，一邊往後弓起上半身。注意肚臍不要離開枕頭，維持姿勢5至10秒，接著讓身體回到步驟②的狀態。反覆進行10次。

試著拿掉枕頭，觀察身體的極限。

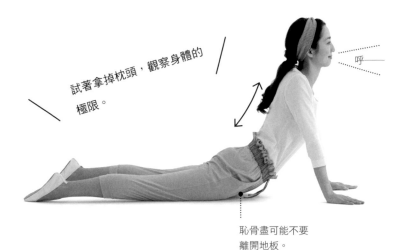

呼——

恥骨盡可能不要離開地板。

Step 5　試著腹部懸空弓起上半身

如果身體狀況允許，可試著把枕頭拿掉，放鬆腰部，一邊吐氣，一邊盡量往後弓起上半身，維持姿勢5至10秒。

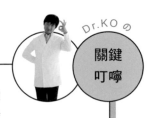

Dr.KO の
關鍵
叮嚀

大部分的人都會在弓腰時感覺到疼痛增強，這個體操採取臥姿，有助於減緩疼痛。不要害怕疼痛，持之以恆地做這個復健操，好轉的機率很高！

「腰危機」無所不在！

不只是突然拿重物會造成腰閃傷，日常生活中的許多行為都可能會導致腰部受傷。有些人打噴嚏和咳嗽時，身體會瞬間駝背，使得腰部承受強大的衝擊，甚至因此腰痛。為了避免受傷，想要打

噴嚏或咳嗽的時候，請盡量挺直背脊，將手撐在牆壁或桌子上，藉此減緩對腰部的衝擊。雖然只是小動作，卻能保護腰部的健康，有效預防腰閃傷，請務必記住唷！

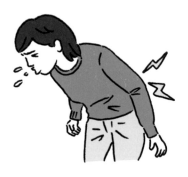

 NG 無預警地在毫無支撐的狀態下打噴嚏，腰部會瞬間承受強大的衝擊，甚至可能會導致腰閃傷！

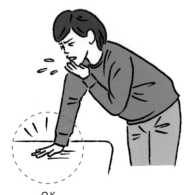

OK 如果將手撐在桌面或牆壁上，就能有效防止腰部受到過大的衝擊。

◎手沒地方可放的時候

不論是坐著或站著，直接將手撐在大腿上就可以了！這樣也能減輕咳嗽時瞬間對腰部造成的強大衝擊。

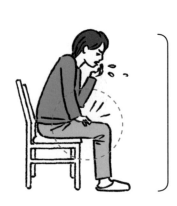

要注意！　　〔　　做這些事情也可能「閃到腰」　　〕

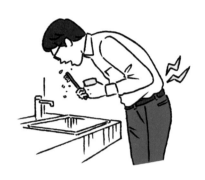

刷牙或漱口時，突然彎曲
上半身。

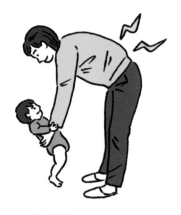

伸手抱起小孩。

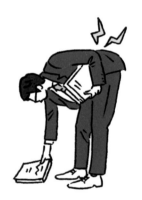

為了撿拾掉在地上的物品
而傾斜上半身。

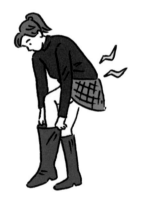

站著穿長筒靴，導致上
半身前傾。

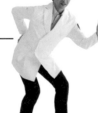

各式各樣造成腰閃傷的行為都有一個共同點，那就是
在毫無預警的狀態下突然活動身體。動作瞬間加速會在
短時間內「透支腰力」，「咔啦」一聲就造成腰閃傷。
請務必記住，身體向前傾的時候一定要維持「挺胸・翹
臀」（參閱P.12）的姿勢！

知道真相就不怕腰痛

 為什麼「閃到腰」很痛？

 因為腰椎瞬間被拉直，
椎間盤承受到很大的負擔。

　　腰閃傷的瞬間，腰椎整個被瞬間拉直，支撐腰椎的肌肉呈現過度緊繃的狀態，此時椎間盤承受了龐大的壓力，導致髓核大幅度地錯位，從而產生強烈的痛覺（參閱P.11）。

　　一旦腰閃傷，「怕痛心理」同時就會被強化，形成腰痛的不良循環（負面循環），如右下圖所示。身體因為疼痛而不能活動的時候，做一做腰閃傷復健操，就能幫助身體跳脫腰痛的不良循環。

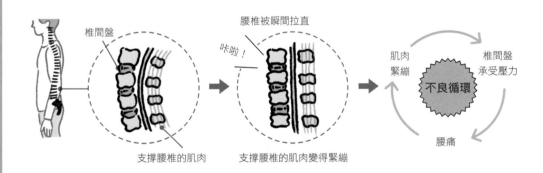

（　正常的腰椎狀態　）

正常的腰椎會呈現平緩的弧形。

（　腰閃傷的狀態　）

腰椎被瞬間拉直，支撐腰椎的肌肉變得緊繃，椎間盤承受的負荷突然變大，導致髓核凸出、纖維環（參閱P.10）受傷，腰部就會覺得十分疼痛。

（　負面循環　）

腰部的痛楚會使得肌肉更加緊繃，肌肉如果持續緊繃就會造成血液循環變差，並且產生致痛物質，最後陷入腰痛的不良循環。

如何才能克服
對疼痛的不安與恐懼？

每天早上對著鏡子裡的自己說：
「腰痛一點兒都不可怕！」

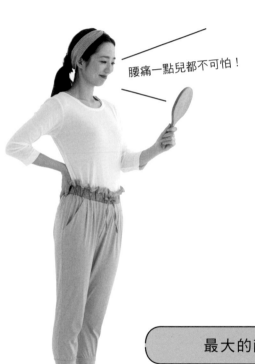

腰痛一點兒都不可怕！

「腰痛」的負面印象一旦深植於腦海之中，往後只要一想到「腰痛」，大腦就會自動產生不安與恐懼，導致抑制疼痛的機能低落。因此，請對自己說「不可怕」，慢慢把「不可怕」的觀念告訴大腦，就能有效去除對劇烈疼痛的不安與恐懼。

日本NHK電視台曾經製作腰痛專輯，節目中有些慢性腰痛的病患甚至只是看到「腰痛不可怕」的衛教影片，觀念一轉，一下子就從長年的腰痛之苦中獲得解放。

最大的敵人是自己！

◎對腰痛的不安與恐懼
  ⇒導致大腦抑制疼痛的機能低落

◎過度保護腰部
  （例如過度靜養、過度仰賴束腹等等）
  ⇒標準的「怕痛心理」（參閱P.13）

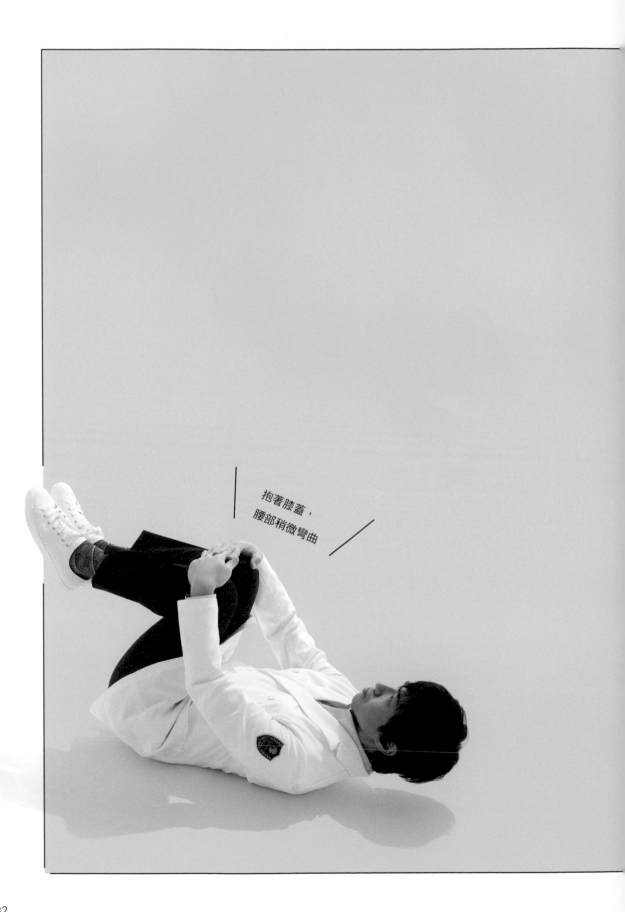

抱著膝蓋，
腰部稍微彎曲

4

抱膝體操

認識「腰椎管狹窄症」

緩和腰部神經所受的壓迫，
改善坐骨神經痛。

「疾病所造成的腰痛」（參閱P.6）中，最具代表性的就是
腰椎管狹窄症所造成的「坐骨神經痛」。除了接受專業醫療
機構的治療之外，也可藉由復健操的輔助，進一步改善症
狀。本單元介紹的體操和前面幾個單元不同，上半身不往後
仰，而是腰部稍微向前彎曲，藉此改善腰部疼痛。

抱膝體操

雙腳放在椅子上，身體放鬆30分鐘

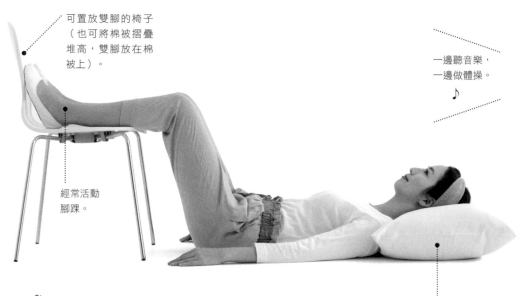

可置放雙腳的椅子
（也可將棉被摺疊
堆高，雙腳放在棉
被上）。

一邊聽音樂，
一邊做體操。
♪

經常活動
腳踝。

枕頭高度盡量
高一些。

Step

1 雙腳放在椅子上，
身體放輕鬆

雙腳放在椅子上，身體放
鬆30分鐘。

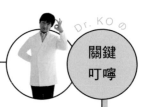

Dr. KO の

關鍵
叮嚀

腰椎管狹窄症所造成的「坐骨神經痛」已經有確切的治療方法，
基本上只要經過專業醫師的診斷並接受專門的治療，狀況就會有所
改善。如果可以自行搭配復健體操，症狀就能夠進一步獲得改善。
大部分的腰痛病患並不會嚴重到必須立刻動手術，也不會嚴重到無
法走路（參閱P.7），所以請不必擔心，一起積極面對吧！

腰椎管狹窄症如果導致坐骨神經疼痛，可試著微彎腰部，有助於緩和症狀。向前稍微彎腰的姿勢有助於減緩脊椎神經所受到的壓迫（參閱P.37）。

先將雙腳放在椅子上，全身放鬆，30分鐘之後再抱膝3分鐘，這就是本單元所要介紹的「抱膝體操」。持續做體操約2個星期，如果坐骨神經的疼痛已經獲得改善，就可接著進行核心肌群的伸展（參閱P.42、P.48），預防疼痛復發。

雙手抱膝，維持姿勢3分鐘

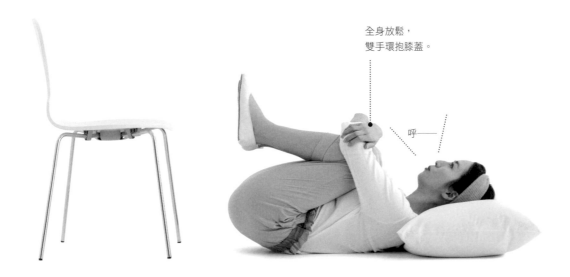

全身放鬆，
雙手環抱膝蓋。

呼——

Step
2 雙手抱膝，
維持姿勢

全身放鬆，雙手抱住膝蓋，
一邊深呼吸，一邊維持姿勢
3分鐘。

（ 抱膝體操這樣做！ ）

1次30分鐘＋3分鐘
×
1天2次
×
持續2個星期

腰椎管狹窄症&坐骨神經痛

「腰椎管狹窄症」就是腰椎部位的脊椎管空間變得狹窄，導致脊椎管裡的神經受到壓迫，並因此引發神經痛，其中又以坐骨神經痛為代表。

健康的脊椎管內徑（內側直徑）空間寬敞，足以讓神經通過，但是隨著年齡增加，脊椎管內徑會逐漸變小，也因此腰椎管狹窄症好發於中老年人。

腰椎管狹窄症引發的坐骨神經痛

◎站著和坐著的時候特別痛。

◎坐著時駝背、側臥、騎腳踏車的時候感覺比較舒服。

◎使用助行器會比較容易行走。

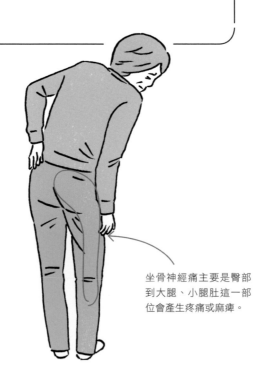

什麼是坐骨神經？

以腰部神經為出發點，通過臀部、大腿後側、小腿肚，一直到腳掌的神經總稱。大腦的中樞指令會通過脊髓神經，藉由這段坐骨神經傳達至整條腿，促使腿部肌肉做出反應。

坐骨神經痛主要是臀部到大腿、小腿肚這一部位會產生疼痛或麻痺。

〔 拱背彎腰有助於緩解疼痛 〕

想要改善腰椎管狹窄症所造成的坐骨神經痛，「拱背」是很有效的姿勢。人體拱背彎腰時，腰椎的脊椎管會得以擴張，如此就能減少對神經的壓迫，緩解疼痛。如果因為腰椎管狹窄症而有坐骨神經痛，除了練習「抱膝體操」之外，平常也要記得讓身體稍微前彎，為腰椎神經爭取多一些空間。

◎側臥睡覺比較舒服

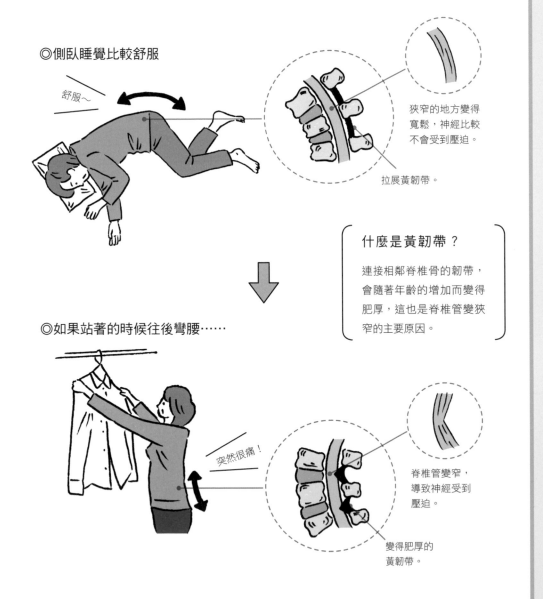

舒服～

狹窄的地方變得寬鬆，神經比較不會受到壓迫。

拉展黃韌帶。

什麼是黃韌帶？

連接相鄰脊椎骨的韌帶，會隨著年齡的增加而變得肥厚，這也是脊椎管變狹窄的主要原因。

◎如果站著的時候往後彎腰……

突然很痛！

脊椎管變窄，導致神經受到壓迫。

變得肥厚的黃韌帶。

37

幫助神經紓壓的姿勢與運動

為了緩解神經受到壓迫，
哪些動作可擴張脊椎管內的空間？

睡覺時雙腳抬高，
坐下時上半身稍微前傾。

如果因為腰椎管狹窄症而造成坐骨神經痛，可藉由一些行為的改變來緩解神經受到壓迫。晚上睡覺時試著把腳抬高，能夠有效緩解腰椎神經受到的壓迫，也能增加神經的血流量，促進血液循環，藉此紓緩疼痛。

如果在外出的時候忽然覺得很痛，試著讓自己坐下來，身體稍微向前傾，以這個姿勢稍事休息，有助於紓緩疼痛。

◎晚上睡覺時……

以抱枕或坐墊等物品墊高膝蓋以下的部位，這個姿勢會讓腰部維持在微彎的狀態，有助於改善腰部的血液循環，增加腰椎神經中的血氧量。

◎外出時忽然感到疼痛……

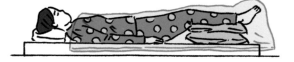

① 上半身稍微前傾。

③ 深呼吸約10次。

② 手肘撐在大腿上。

如果在外腰痛忽然發作，請不要緊張，試著找張椅子坐下來，身體稍微前傾，休息片刻之後狀況就會有所改善。

如果因為腰椎管狹窄症而有坐骨神經痛，
適合做什麼運動來緩解症狀呢？

 推薦使用室內腳踏車，
護腰止痛＋提升心肺功能，一舉兩得！

如果有慢性腰痛，建議平常可持續進行20分鐘以上的有氧運動，藉由運動讓自己稍微冒汗，不但可提升心肺功能，適當的運動還能夠促使大腦分泌具有止痛效果的物質，有效緩解慢性疼痛。

使用室內腳踏健身車進行運動時，身體會微微前傾，能減輕腰部神經的負擔。建議選用可測量心肺功能的室內腳踏車（腳踏車測功器），不但有助於改善腰椎管狹窄症、減緩坐骨神經痛，也能監測自己的心肺功能。

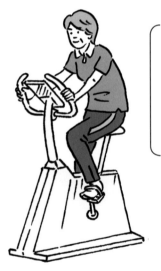

什麼是測功器？

模擬出和實際戶外運動相似的條件，給予人體適當的運動負荷，從而進行鍛鍊或測量體力的運動器材。

使用室內腳踏車時，身體會稍微前傾，即使患有腰椎管狹窄症也能放心進行有氧運動。

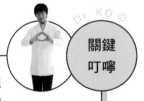

關鍵
叮嚀

關 於護腰運動，接下來還會介紹三種應有的護腰概念（ACE，參閱下一頁），希望每個人都能擁有保健新知，好好地照顧自己的腰。本書介紹的體操屬於有氧運動，除了護腰之外，也能預防癌症與許多慢性疾病，包括肥胖、輕微發炎等症狀。

腰痛ACE，動一動更好！

Q 腰痛的復健方式很多種，
要做哪一種才好呢？

A 主要可分成三種類型的練習，
請依照說明適當執行。

本單元所謂的ACE分別代表Alignment（良好姿勢）、Core muscles（核心肌群）、Endogenous activation（內源活性化），這三個關鍵字是腰痛自我保健的

新觀念。請認識自己身體的需要，從簡單的體操開始做起，慢慢牢記這三種練習並確實執行，如此一來就能和腰痛說再見，健康生活每一天！

A **Alignment**

維持良好姿勢

矯正不良姿勢，
維持椎間盤、關節、肌肉的舒適感

特別強調，本單元所要矯正的不是「脊椎骨的形狀」而是「姿勢」。除了練習具有伸展效果的一系列的護腰體操之外，也要時常維持端正優美的姿勢。

◎防腰痛體操 第1式（→P.14）
◎防腰痛體操 第2式（→P.20）
◎腰閃傷復健操（→P.24）
◎正確坐姿（→P.19）
◎拉筋伸展操 第1式（→P.54）
◎拉筋伸展操 第2式（→P.62）

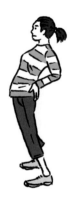

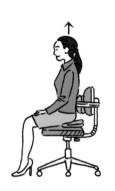

防腰痛體操　　　　　矯正姿勢

C Core muscles

強化核心肌群

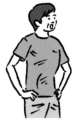

腹式呼吸

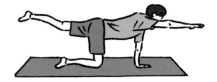

手腳平伸體操

鍛鍊肌肉，
鞏固腰力

「核心肌群」指的是位於脊椎這一條軀幹中軸線周圍的肌肉群，統稱為核心肌群，屬於體幹深處的肌肉。腹斜肌是位於腹部深處的核心肌肉，刺激並強化腹斜肌有助於改善和預防腰痛。

◎手腳平伸體操（→P.42）
◎單腳橋式瑜伽體位（→P.48）
◎腹式呼吸（→P.52）

E Endogenous activation

活化人體內源性物質

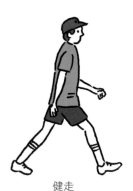

健走

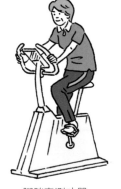

腳踏車測功器

進行全身性有氧運動，
調整身心狀態

有氧運動可活化對身心有益的內源性物質，也能促進人體分泌腦內啡，對於治療慢性疼痛很有幫助。

◎健走
◎水中運動
◎騎自行車
◎腳踏車測功器（→P.39）

Exercise

5

手腳平伸體操

鍛鍊核心肌群①

手腳一前一後平伸拉展，
鍛鍊體幹核心肌肉，鞏固腰力。

在諸多的護腰體操中，很推薦這種訓練肌肉的動作，可強化
腹部與背部的核心肌。本單元介紹手腳平伸體操，單手前
伸、單腳後伸，藉由一前一後的拉展可作用到腹斜肌和多裂
肌這些位於體幹深處的肌肉，這些肌肉負責維持姿勢和穩定
腰部，平常就要適時給予刺激和強化。本單元的體操分為單
膝跪地和站立兩種型態。

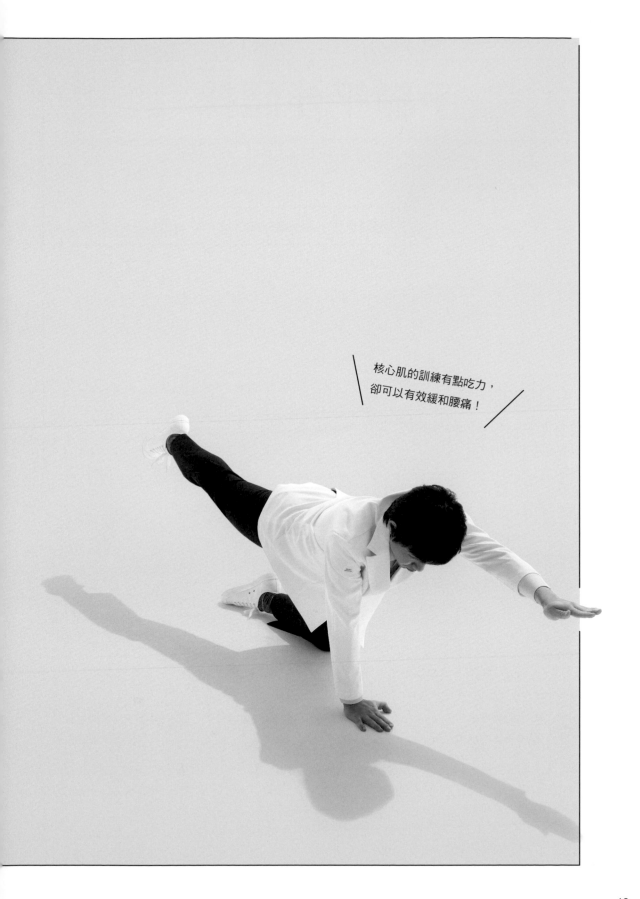

核心肌的訓練有點吃力，
卻可以有效緩和腰痛！

手腳平伸體操

1次10秒（習慣後每次30秒），每回左右各做3次

向後平伸。

多裂肌

上半身與軸心腳
的大腿垂直。

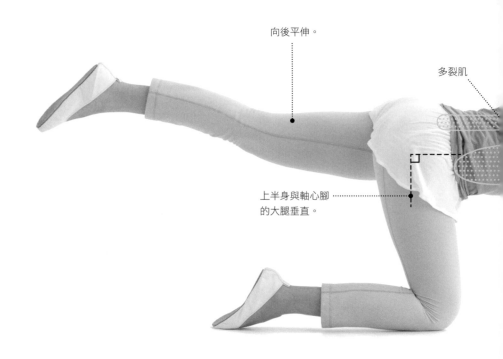

Step

1 雙手雙膝撐地，
慢慢抬起右手與左腳

雙手掌心貼地，雙膝跪
地，右臂先舉至與肩膀同
高，接著抬起左腳。

Step

2 抬起的手腳保持平伸狀態，
維持姿勢10秒

右手與左腳平伸，維持姿
勢10秒（習慣後，時間慢
慢拉長為20秒、30秒）。

Step

3 放下右手與左腳，
舉起另一邊的手腳

放下原本抬起的手腳，舉
起另一邊的手腳，重複①
至②的動作。

這個體操又被稱為「手腳上舉動作」，可同時刺激並鍛鍊位於身體中央的腹斜肌和多裂肌這兩大核心肌肉，能夠有效改善並預防腰痛。

左右每次各做10秒，共做3次（合計1分鐘），每天共做3分鐘，習慣之後試著左右每次各做30秒。抬起的手腳要盡量伸直並與地板平行，脖子不要抬得太高，視線自然向下。

× 　1天做3回

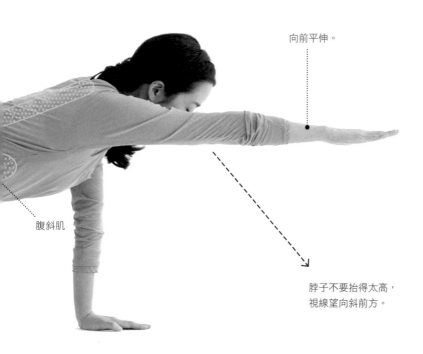

向前平伸。

腹斜肌

脖子不要抬得太高，
視線望向斜前方。

護腰的最佳夥伴──腹斜肌 & 多裂肌

想要改善或預防腰痛，平時就要盡量維持正確姿勢，避免做出駝背等錯誤姿勢，以免「透支腰力」。正確姿勢有助於肌肉發揮功能，其中與護腰最相關的核心肌是腹斜肌和多裂肌。腹斜肌位於腹部深處，支撐著腰椎；多裂肌則連接著一個一個的椎體，它們是改善或預防腰痛的最佳夥伴。

手腳平伸體操 站立型

1次10秒，每回左右各做3次

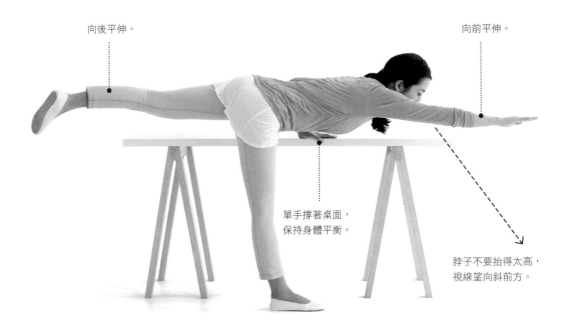

向後平伸。

向前平伸。

單手撐著桌面，保持身體平衡。

脖子不要抬得太高，視線望向斜前方。

Step

1 左手撐在桌面上，抬起右手與左腳。

以左手掌心撐著桌面，維持身體平衡，上半身往前傾倒的同時舉起右手，再緩緩舉起左腳。

Step

2 舉起的手和腳，要保持水平狀態。

騰空舉起的手和腳保持自然平伸的狀態，盡量與地面平行。

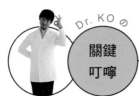

Dr. KO の

關鍵
叮嚀

肌肉訓練不必多，每三天練習一次就足夠了，每次練習時請練到讓自己感到「費力」的程度，如此可得到最佳的鍛鍊效果，充分感受到矯正姿勢的成效。這個體操又被稱為「手腳上舉動作＆深蹲」，做起來真的很費力，請不要過度勉強自己，但可試著衡量自身的體力，觀察一下身體的極限。

這個體操是在單站著的情況下舉起單手單腳，屈膝（深蹲）。這樣除了腹斜肌和多裂肌，還能鍛鍊到幫助維持正確姿勢的臀部和大腿肌肉。由於單腳站立是容易失去平衡的行為，因此這個體操也能提升平衡感。

× 　1天做3回

雖然感到吃力，
也要盡量平舉，
不可垂下或彎曲。

維持10秒！

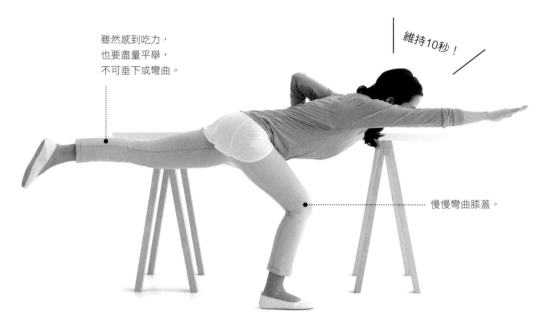

慢慢彎曲膝蓋。

Step
3 單腳屈膝，
維持深蹲姿勢

抬起的手腳保持平伸狀態，慢慢彎曲右膝蓋，維持姿勢10秒。

Step
4 放下右手與左腳，
舉起另一邊的手腳

放下右手和左腳，身體轉向後方，改以右手掌心撐著桌面，舉起左手和右腳，重複①至③的動作。

注意

深蹲時如果感到膝蓋疼痛，請立即停止彎曲膝蓋。

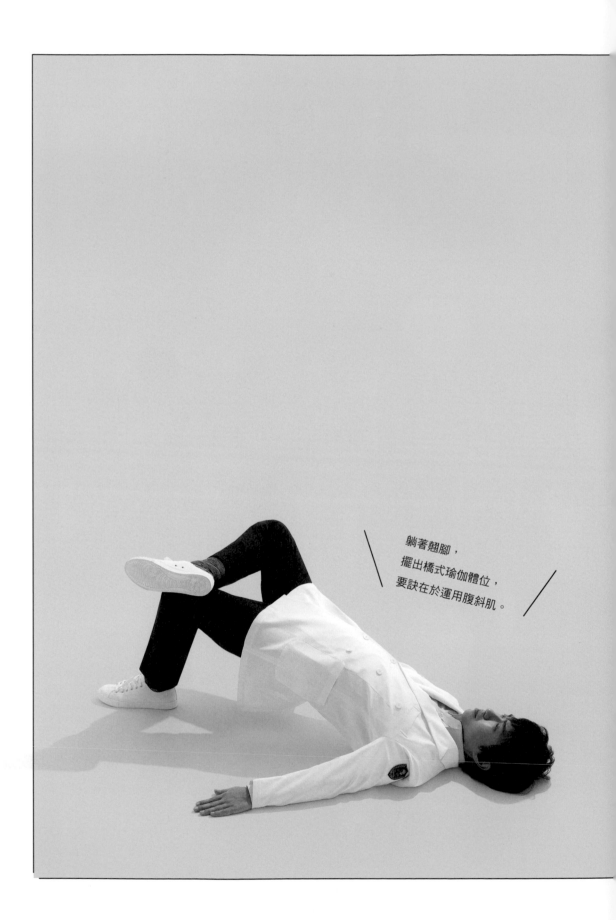

躺著翹腳，
擺出橋式瑜伽體位，
要訣在於運用腹斜肌。

6

單腳橋式瑜伽體位

鍛鍊核心肌群②

即使年齡較大，或對體力沒自信，
也能在睡前輕鬆做到這項護腰體操。

躺著以單腳擺出橋式瑜伽體位，相較於以雙腳撐地做出橋式體位，單腳訓練更能鍛鍊到腹斜肌等核心肌肉。與手腳平伸體操相同，橋式體位的訓練也是為了穩定腰部的肌肉，藉此達到鞏固腰力的效果。本單元也介紹了腹式呼吸，同樣能幫助強化腹斜肌，有效紓緩或預防腰痛。

躺著就能鍛鍊肌肉

單腳橋式瑜伽體位

1次10至30秒，每回左右各做3次 ✕

Step **1** 仰躺在地板上，
立起雙腳膝蓋

仰面平躺，雙腳輕輕張開
並立起膝蓋，全身放鬆。

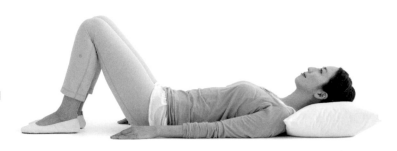

骨盆自然地往上抬，
腰部懸空。

Step **2** 抬起骨盆，
腰部懸空

緩緩地抬升骨盆，不要太
用力，使腰部呈懸空狀
態。

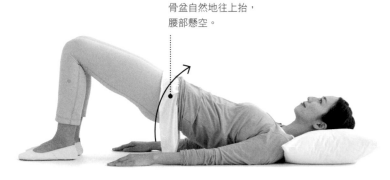

注意

對於年紀較大的人來說，先抬腰再翹腳可能會
比較吃力，請不必勉強。可以改成先將一腳的
腳踝放在另一腳的膝蓋上，然後再抬起腰部。
抬高腰部時，只要臀部稍微離地即可達到很好
的訓練效果。

這個體操的目的就是要以單腳做出橋式瑜伽體位。平躺屈膝，先讓腰部騰空，身體像一座橋，再將一腳的腳踝放在另一腳的膝蓋上，像翹腳一般。維持這樣的姿勢時，位在腹部深處支撐著脊椎的腹斜肌厚度會增加，同時也會得到很好的刺激。這個體操也能訓練到髖關節，幫助提升平衡感。

1天做3回

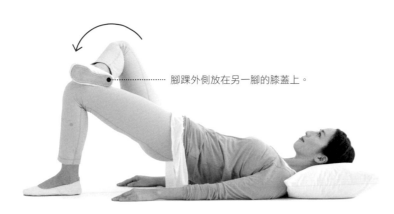
腳踝外側放在另一腳的膝蓋上。

Step **3** 右腳放至左膝上

像翹腳一般，舉起右腳，將右腳踝貼放至左膝上，維持姿勢10至30秒。

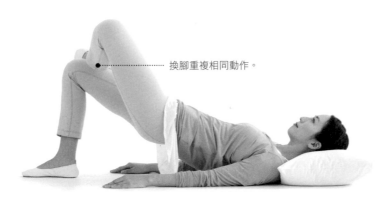
換腳重複相同動作。

Step **4** 放下右腳，換腳進行相同動作

將右腳放下，懸空的腰部也放下。換腳重複進行①至③的動作。為了確實調整身體的左右平衡，換腳練習相當重要！

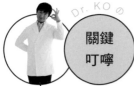
Dr. KO 的

關鍵叮嚀

從超音波圖片認識腹斜肌

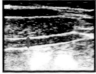
雙腳做出橋式體位

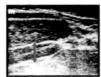
單腳做出橋式體位

利用超音波儀器的協助，從左邊兩張圖中可進行腹斜肌的觀察。以單腳擺出橋式瑜伽體位時，腹斜肌的厚度明顯增加很多。單腳做出橋式體位也許會覺得比較吃力，但是鍛鍊腹斜肌的效果比以雙腳進行還要顯著。

照片提供者：勝平純司

強化腹斜肌的呼吸法：腹式呼吸

所謂「腹式呼吸」就是吐氣時腹部往內縮，將胸腔的氣吐光。肚臍往內縮的動作還可訓練到體幹肌肉，有助於強化腹斜肌。1天請做3分鐘。

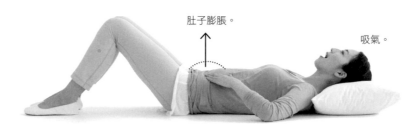

肚子膨脹。

吸氣。

Step 1　吸氣時腹部凸起

緩緩地吸進空氣，肚子凸起。

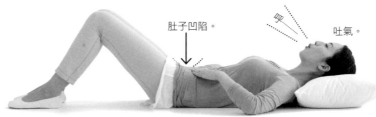

肚子凹陷。

呼

吐氣。

Step 2　吐氣時腹部內縮

想像肚臍往下凹陷，把氣吐光，吐氣時間維持10秒以上。

吼叫體操

這個體操可以輔助練習腹式呼吸。練習時，請發出「啊、嘿、啊、哦」的聲音，並在發出「嘿」跟「哦」的聲音時，用力收縮腹部。練習腹式呼吸的時候，加入有趣的發音，有助於掌握呼吸方法，可強化腹斜肌的功能，達到預防腰痛的效果。這個「吼叫體操」不管是採取站姿還是坐姿，都能輕鬆進行，關鍵就是大聲發出聲音，吐氣時腹部盡量往內縮。

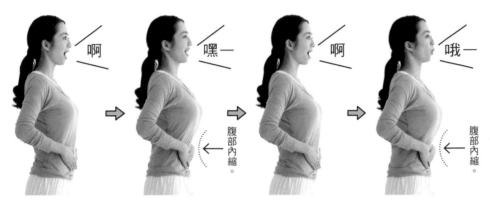

手貼在肚臍下方，正常發出「啊」的聲音。

一邊發出「嘿一」的聲音，一邊用力縮起腹部。

腹部內縮。

一邊發出「啊」的聲音，一邊讓腹部恢復正常狀態。

一邊發出「哦一」的聲音，一邊用力縮起腹部。

腹部內縮。

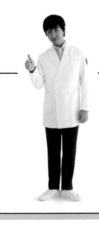

這個體操是由住在札幌的霜野昌博先生所設計，以相當簡單的方式就達到了健康養生的目的。發聲的同時就可進行正確的腹式呼吸，因此我極力推薦！做完「防腰痛體操」之後，就以這個簡單的呼吸練習做為收尾吧！。

7

拉筋伸展體操

第 1 式

同步預防膝蓋痛

**拉筋伸展操有助於鞏固腰力，
長時間彎曲的膝蓋也可得到放鬆。**

本單元介紹坐在椅子上的拉筋伸展操。保持挺直背脊的優美
姿勢，伸展大腿肌肉，能夠讓骨盆保持在適當位置，鞏固腰
力（參閱P.10）。這項體操也能讓長時間持續彎曲的膝蓋恢
復活力，有助於預防膝蓋疼痛。

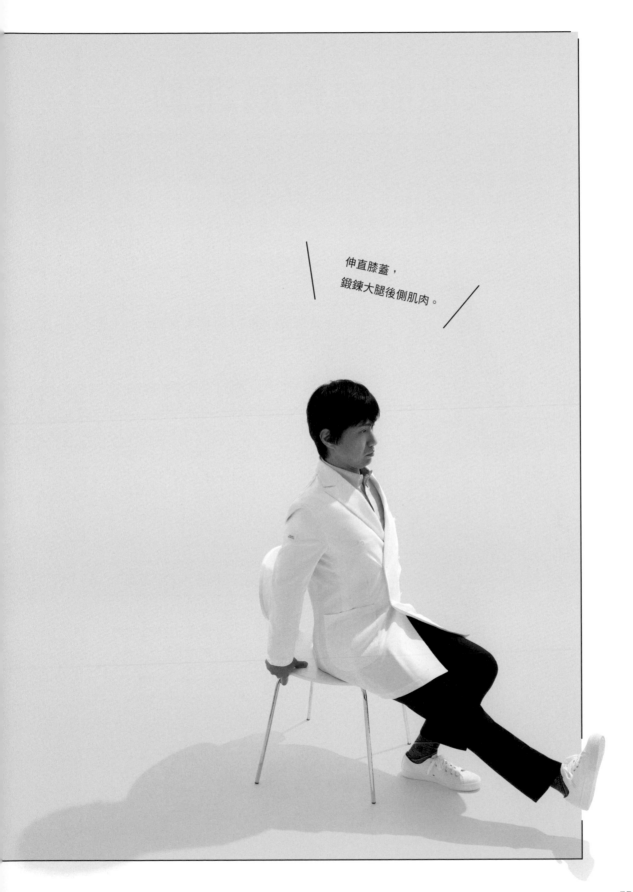

伸直膝蓋，
鍛鍊大腿後側肌肉。

大腿肌肉伸展運動

以基本姿勢（參閱下一頁）坐在椅子上，一腳維持彎曲，一腳伸直，可伸展容易僵硬的大腿後側肌肉（腿後腱肌群，參閱P.59）。

動作看似簡單，卻能有效幫助骨盆固定在適當的位置，有助於預防腰痛，也可預防膝蓋痛。試著腳尖部位也隨著大腿的伸展動作進行拉展，如此一來還可有效預防水腫。

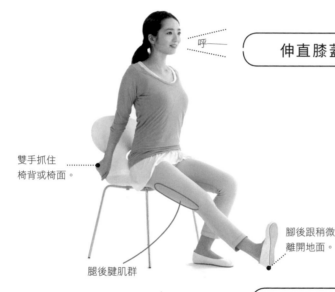

呼——

雙手抓住
椅背或椅面。

腿後腱肌群

腳後跟稍微
離開地面。

伸直膝蓋，維持姿勢3至5秒

Step 1 腳後跟稍微離地，
伸直膝蓋

坐在椅子上，手抓椅背或椅面。一邊吐氣，一邊抬起腳後跟，想像自己的腳掌正往前推，以此伸展膝蓋後方，維持姿勢3至5秒。

腳尖反覆勾起、下壓×2至3次

Step 2 腳尖反複向上勾起、
向前下壓

維持腳後跟懸空的狀態，腳尖向上勾起和往前下壓2至3次。

Step 3 換腳進行
相同動作

保持身體左右平衡，換腳進行①至②的動作。

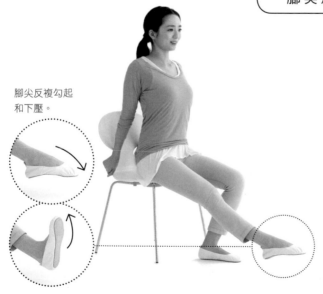

腳尖反複勾起
和下壓。

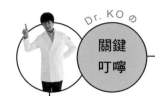

坐 在椅子上做體操，第一步就是「坐好」，也就是本篇介紹的基本姿勢。不要坐滿椅面，下巴微收，背脊自然挺直，體幹軸心打直，微微挺胸。以這個姿勢進行拉筋伸展操，骨盆會固定在適當的位置（微微前傾，參閱P.10），能夠預防不良姿勢，避免持續「透支腰力」。練習時請搭配下方介紹的「收縮動作（Retraction）」，多多練習，以發揮最佳的護腰效果。

OK ◎ 基本姿勢

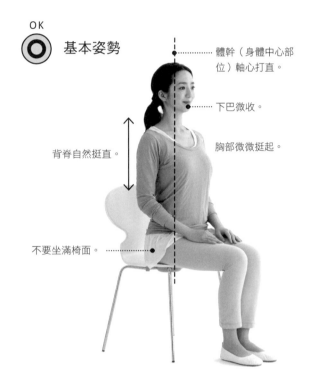

背脊自然挺直。

不要坐滿椅面。

體幹（身體中心部位）軸心打直。

下巴微收。

胸部微微挺起。

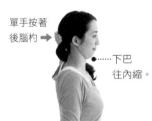

單手按著後腦杓 ➡

下巴往內縮。

收縮動作（Retraction）

矯正頸椎的椎體排列，也能刺激核心肌肉。手貼在後腦杓的凹陷處，平移收縮下巴，直至貼著後腦守的手有明顯的推壓感。

NG ✖ 常見的不良姿勢

NG ✖

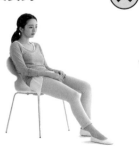

骨盆往後傾斜。這樣的姿勢不但會帶給腰部負擔，也容易產生「腰力透支」（參閱P.10）的狀況。

打電腦時很多人會不自覺地駝背。骨盆往後傾斜和背部肌肉收縮都容易造成腰痛和肩膀僵硬。

大腿肌肉伸展運動・升級版

伸直膝蓋，維持姿勢5秒

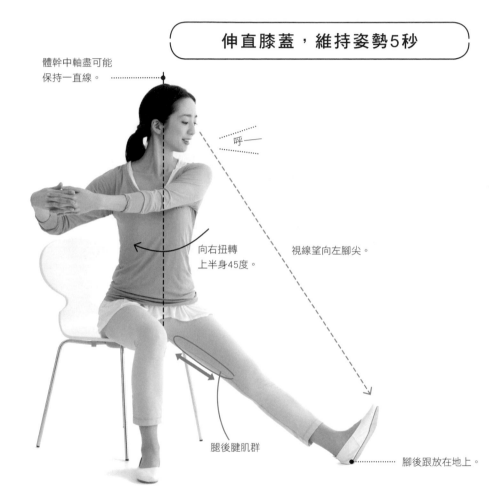

體幹中軸盡可能保持一直線。

呼

向右扭轉
上半身45度。

視線望向左腳尖。

腿後腱肌群

腳後跟放在地上。

Step 1 左腳膝蓋確實打直，並以腳後跟著地

雙腳稍微張開，左腳確實伸直，並以腳後跟碰觸地板。維持姿勢，視線望向左腳尖。

Step 2 雙手水平舉起，十指交握

雙手平舉並十指交握，手背朝外，慢慢向前推出雙手。

Step 3 體幹中軸維持平穩，扭轉上半身45度

體幹中軸盡量保持筆直，一邊吐氣，一邊讓上半身朝未伸直的右腳轉動45度，可感受肩胛骨周圍的肌肉得到伸展。維持姿勢5秒。

這個體操可確實伸展到膝蓋後方的肌肉和腿後腱肌群，連帶肩胛周圍的肌肉（筋膜）也都能得到伸展。藉由這樣的動作，就能有效預防腰痛、膝蓋痛和肩膀僵硬，好處多多，請務必撥冗練習這個伸展操。

首先以基本姿勢（參閱P.57）坐在椅子上，扭轉上半身的時候請記得避免體幹中軸線歪斜。為了維持身體的左右平衡，雙腳都要進行拉筋伸展哦！

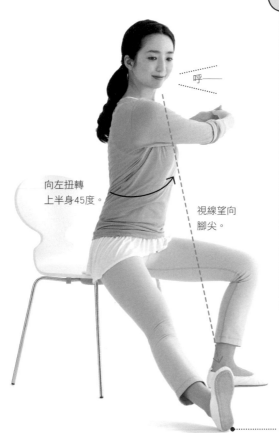

向左扭轉
上半身45度。

呼——

視線望向
腳尖。

腳後跟放在地上。

腿後腱肌群

大腿後側肌肉群的總稱，主要負責關節彎曲和髖關節的伸展。進行護腰體操時，腿後腱肌群對於維持正確姿勢、減少腰部負擔（骨盆微微前傾，參閱P.10）也有著相關重要的功能。腿後腱肌群的訓練與骨盆前傾的「挺胸・翹臀」（參閱P.12）有著密切的關連性，強健的腿後肌肉能夠讓站立型的手腳平伸體操（參閱P.46）變得更容易進行。

Step 4 換腳進行相同動作

換腳進行相同動作。同樣拉展膝蓋後方和大腿後側的肌肉，並以腳後跟著地，維持姿勢。

Step 5 雙手十指交握，身體扭轉45度。

和步驟②至③一樣，上半身朝屈膝的那一腳扭轉45度。維持姿勢5秒。

腿部拉筋伸展操的變化型

躺著做腿部拉筋伸展操

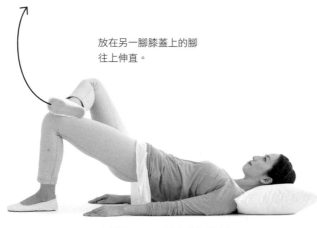

放在另一腳膝蓋上的腳
往上伸直。

（參閱P.50單腳橋式瑜伽體位）

另一邊　另一腳也要以相同
方式進行拉筋、伸展。

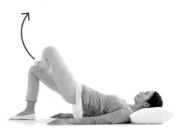

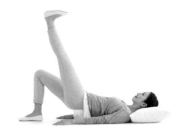

擺出單腳橋式瑜伽體位，進一步伸展大腿後側肌肉

擺出單腳橋式瑜伽體位
（參閱P.50）之後，進行
這一項體操。為了維持
身體左右的平衡，雙腳都
要進行拉筋、伸展。如果
單腳抬起時會造成重心不
穩，就不必勉強進行這項
體操。

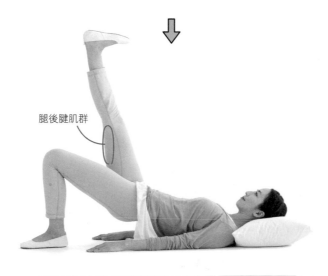

腿後腱肌群

一腳伸直，維持5秒

本書介紹了許多能夠幫助改善或預防腰痛的體操，除了各種基本型的運動之外，還有各種變化型。本篇介紹了兩個腿部拉筋伸展操的變化型，能夠伸展到大腿肌肉，幫助維持正確姿勢。

大腿前側肌肉伸展操

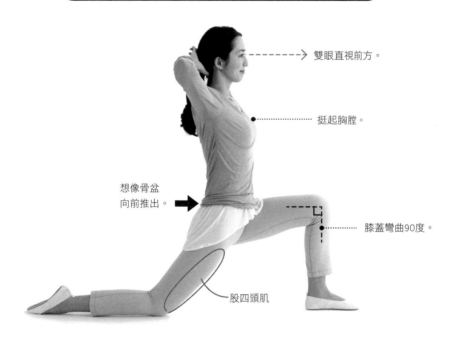

雙眼直視前方。

挺起胸腔。

想像骨盆向前推出。

膝蓋彎曲90度。

股四頭肌

伸展大腿前側，維持姿勢5秒

強化髖關節和大腿前側肌肉

單腳屈膝跪地，另一腳往前踏出一步，想像將骨盆朝前方推出，可感受到髖關節和大腿前側肌肉得到伸展。「股直肌」屬於大腿前側的股四頭肌，和骨盆相連，這組動作的關鍵就在於是否伸展到這塊肌肉。腿後腱肌群與骨盆前傾有關，伸展腿後肌肉之後，再練習這組動作來強化腿前肌肉，傾斜的骨盆就可得到矯正。為了維持身體左右的平衡，另一腳也要拉筋、伸展，拉筋時請注意應有緊繃的拉扯感。

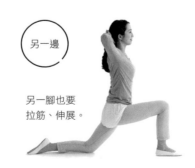

另一邊

另一腳也要拉筋、伸展。

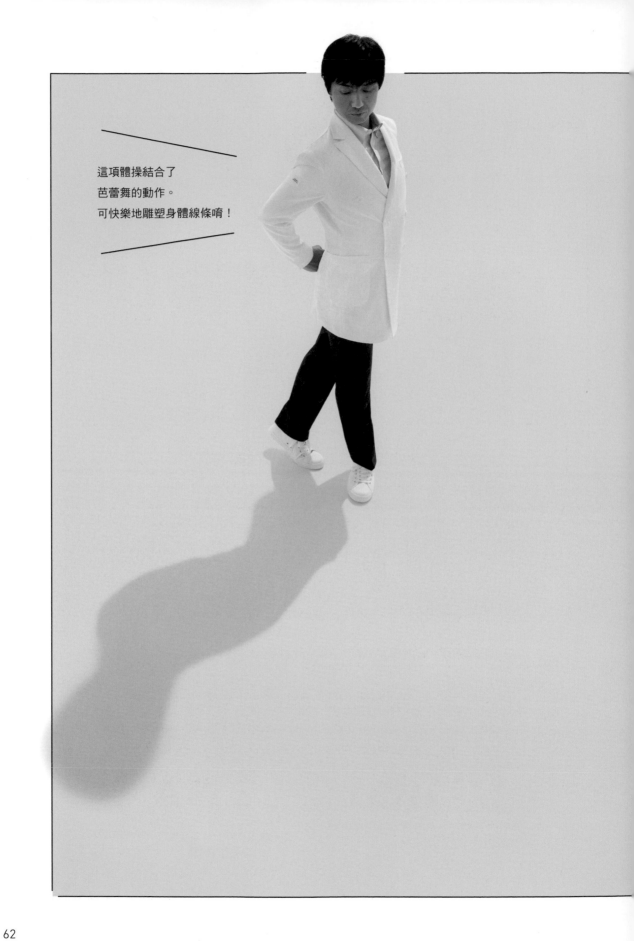

這項體操結合了
芭蕾舞的動作。
可快樂地雕塑身體線條唷！

Exercise

8

拉筋伸展體操

第 2 式

同步預防肩膀僵硬

能改善不良姿勢，預防肩膀僵硬。
屬於防腰痛體操的進階版。

本單元介紹的拉筋伸展操可活動體幹，可說是「防腰痛體操」（參閱P.14）的進階版。這組動作能預防肩膀僵硬和背痛，也能幫忙矯正體態，甚至有助於縮小腰圍。體操結合了芭蕾舞的美妙動作，藉由全身性的活動，不但有助於緩解腰痛，也能促進身心健康。

駝背矯正操

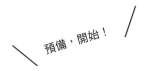

預備，開始！

夾緊肩胛骨，維持姿勢3至5秒

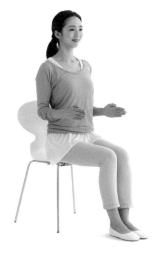

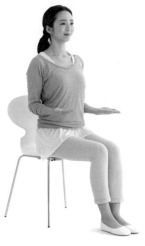

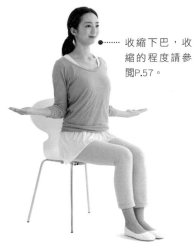

收縮下巴，收縮的程度請參閱P.57。

Step
1 坐著「向前看齊」

以基本姿勢（參閱P.57）坐在椅子上，並做出「向前看齊」的動作。

Step
2 掌心向上

雙手掌心向上。

Step
3 夾緊肩胛骨

腋下夾緊，雙手朝兩側慢慢張開，夾緊兩側肩胛骨，維持姿勢3至5秒。

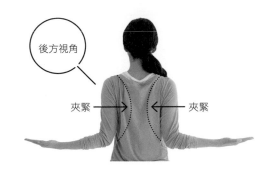

後方視角

夾緊 ← → 夾緊

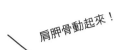

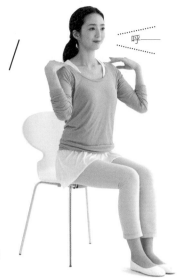

這個體操藉由活動肩胛骨，可強化肩膀和手臂肌肉，並矯正駝背，使脊柱呈現自然的S形（參閱P.10）。搭配手肘動作旋轉肩胛骨，有助於鬆弛肩膀和背部的肌肉，改善並預防肩膀僵硬的狀況。

有些人的肩膀過於僵硬，可能沒辦法立即順利地旋轉肩胛骨，因此請先做預備動作，從夾緊肩胛骨的動作開始做起。活動肩胛骨的時候請不要憋氣，要一邊活動一邊慢慢吐氣。

Step
4 手指碰觸肩膀

雙手手肘彎曲，手指碰觸肩膀上的骨頭（肩峰）。

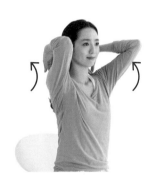

Step
5 手肘往前舉起

雙手手肘向前，抬起手肘，準備開始以手肘畫圈。

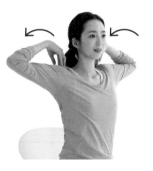

Step
6 手肘轉向後方

手肘左右開展，並轉向後方。

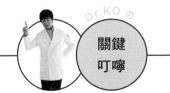

關鍵
叮嚀

近年來，很多人會因為使用電腦和智慧型手機導致駝背，甚至因為肩胛骨周圍的肌肉僵硬，難以做出這個體操。如果你是這樣的人，請不必勉強，慢慢來，一開始先以單手進行活動吧！

Step
7 手肘從後方
繞回原位

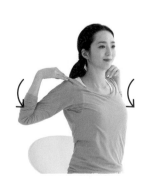

保持挺胸，放低手肘，由後向前繞回④的位置，完成旋轉動作。

\ 結合芭蕾舞的動作 /

美體雕塑伸展操

Step

1 腳後跟併攏，
腳尖張開

站立，腳後跟併攏，腳尖
張開至超過90度。這個姿
勢是芭蕾舞的第一腳位，
能夠稍微伸展鼠蹊部（髖
關節）。雙手手背貼著臀
部，將骨盆輕輕往前推。

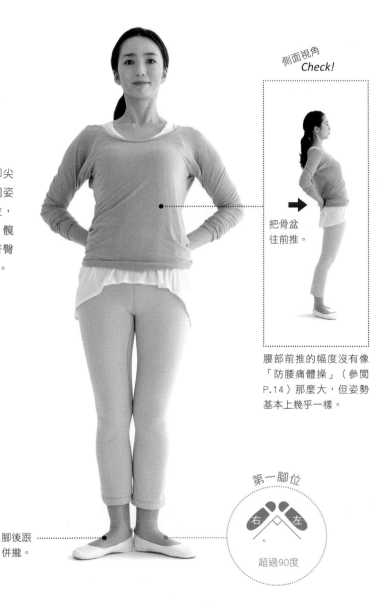

側面視角
Check!

把骨盆
往前推。

腰部前推的幅度沒有像
「防腰痛體操」（參閱
P.14）那麼大，但姿勢
基本上幾乎一樣。

第一腳位

右 左

超過90度

腳後跟
併攏。

66

融入了芭蕾舞的基本動作，能夠在短時間內伸展到全身的肌肉。不但有助於保持骨盆的正確位置、維持脊椎骨適當的排列角度，還可提高身體左右扭轉的靈活度，幫助預防腰背痠痛，並構築出端正、優美的體態。建議試著搭配P.69介紹的雙臂伸展操，還可進一步幫助縮小腰圍唷！

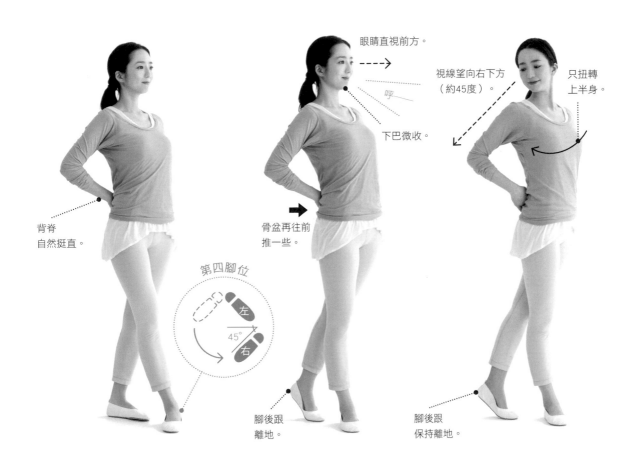

背脊
自然挺直。

第四腳位

眼睛直視前方。

呼

下巴微收。

骨盆再往前
推一些。

視線望向右下方
（約45度）。

只扭轉
上半身。

腳後跟
離地。

腳後跟
保持離地。

Step
2
右腳踏出至
左腳前方

右腳腳尖方向不變，向前踏出，置於左腳前方（芭蕾舞的第四腳位）。

Step
3
腳後跟離地，
骨盆再往前推一些

左腳腳後跟抬起，挺直背脊，微收下巴，一邊吐氣，一邊將骨盆進一步往前推。可感受到髖關節和腹肌被拉扯。

Step
4
扭轉上半身，
拉筋伸展

下半身維持在③的狀態，只有上半身向右扭轉。

上半身也要向左扭轉！

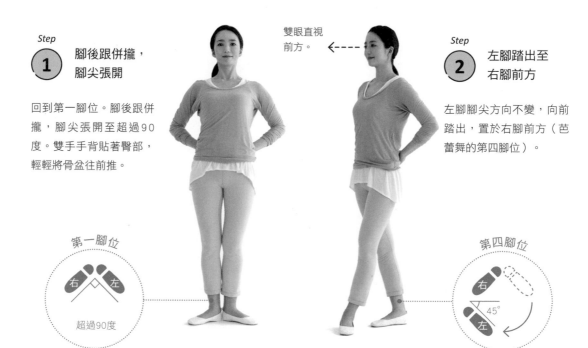

Step

1 腳後跟併攏，
腳尖張開

回到第一腳位。腳後跟併
攏，腳尖張開至超過90
度。雙手手背貼著臀部，
輕輕將骨盆往前推。

雙眼直視
前方。

第一腳位

右　左

超過90度

Step

2 左腳踏出至
右腳前方

左腳腳尖方向不變，向前
踏出，置於右腳前方（芭
蕾舞的第四腳位）。

第四腳位

右

45°

左

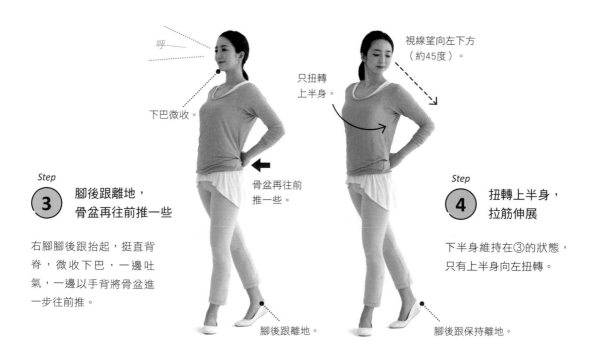

呼

下巴微收。

只扭轉
上半身。

視線望向左下方
（約45度）。

骨盆再往前
推一些。

Step

3 腳後跟離地，
骨盆再往前推一些

右腳腳後跟抬起，挺直背
脊，微收下巴，一邊吐
氣，一邊以手背將骨盆進
一步往前推。

腳後跟離地。

Step

4 扭轉上半身，
拉筋伸展

下半身維持在③的狀態，
只有上半身向左扭轉。

腳後跟保持離地。

＼ 展現動態美 ／

雙臂伸展操

這也是一組可活動全身的體操，有助於舒緩因駝背等不良姿勢而造成的肌肉僵硬。這組體操動作中包括了「收縮動作」（參閱P.57）和背部伸展，可鬆弛背部肌肉，有效改善或預防因姿勢不良所造成的肩膀僵硬。

雙手交叉後高舉，這種姿勢法文稱之為Brazos Arriba。高舉的雙手隨著畫圓的動作慢慢放下，這樣手部動作也是擷取自芭蕾舞。藉由體操，肌肉反覆收縮、放鬆，身體也因此得到了舒展。

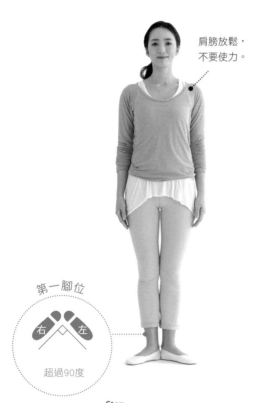

肩膀放鬆，不要使力。

第一腳位

右 左

超過90度

Step 1 腳後跟併攏，腳尖張開

腳後跟併攏，腳尖張開至超過90度（芭蕾舞的第一腳位）。接下來腳部的動作都與P.66至P.68一樣。

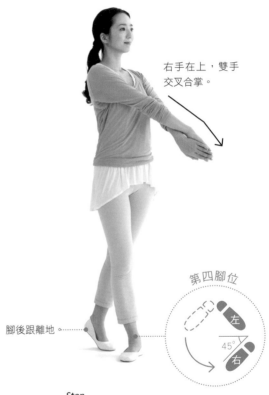

右手在上，雙手交叉合掌。

腳後跟離地

第四腳位

左

45°

右

Step 2 右腳踏出至左腳前方，雙手交叉

右腳腳尖方向不變，向前踏出，置於左腳前方（芭蕾舞的第四腳位）。左腳腳後跟抬起，雙手交叉合掌，慢慢舉起雙手。

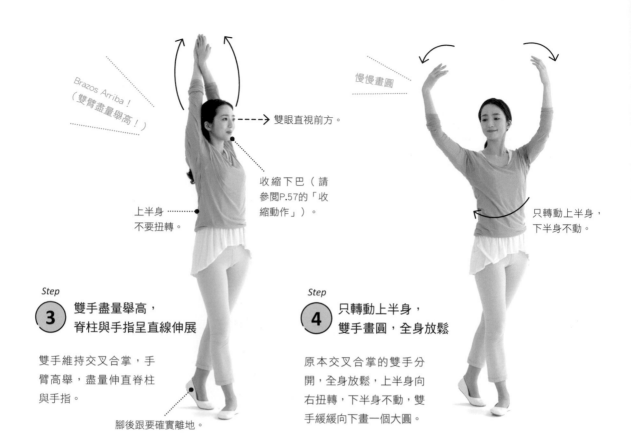

Brazos Arriba！
（雙臂盡量舉高！）

上半身
不要扭轉。

- - - → 雙眼直視前方。

收縮下巴（請
參閱P.57的「收
縮動作」）。

腳後跟要確實離地。

慢慢畫圓

只轉動上半身，
下半身不動。

Step 3 雙手盡量舉高，
脊柱與手指呈直線伸展

雙手維持交叉合掌，手
臂高舉，盡量伸直脊柱
與手指。

Step 4 只轉動上半身，
雙手畫圓，全身放鬆

原本交叉合掌的雙手分
開，全身放鬆，上半身向
右扭轉，下半身不動，雙
手緩緩向下畫一個大圓。

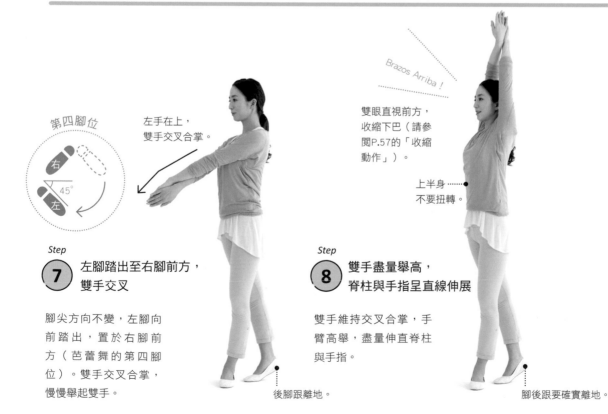

第四腳位

右
45°
左

左手在上，
雙手交叉合掌。

Brazos Arriba！

雙眼直視前方，
收縮下巴（請參
閱P.57的「收縮
動作」）。

上半身
不要扭轉。

Step 7 左腳踏出至右腳前方，
雙手交叉

腳尖方向不變，左腳向
前踏出，置於右腳前
方（芭蕾舞的第四腳
位）。雙手交叉合掌，
慢慢舉起雙手。

後腳跟離地。

Step 8 雙手盡量舉高，
脊柱與手指呈直線伸展

雙手維持交叉合掌，手
臂高舉，盡量伸直脊柱
與手指。

腳後跟要確實離地。

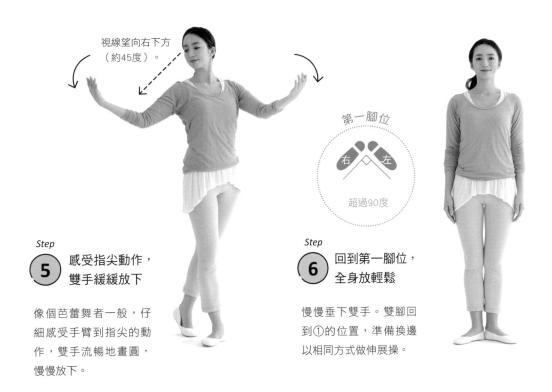

視線望向右下方
（約45度）。

第一腳位

右　左

超過90度

Step
5 感受指尖動作，
雙手緩緩放下

像個芭蕾舞者一般，仔
細感受手臂到指尖的動
作，雙手流暢地畫圓，
慢慢放下。

Step
6 回到第一腳位，
全身放輕鬆

慢慢垂下雙手。雙腳回
到①的位置，準備換邊
以相同方式做伸展操。

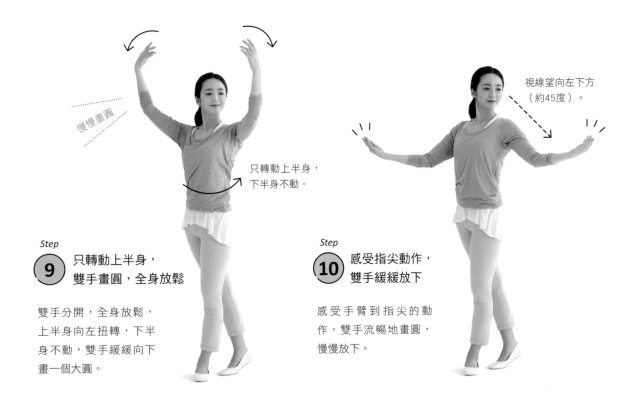

慢慢畫圓

只轉動上半身，
下半身不動。

視線望向左下方
（約45度）。

Step
9 只轉動上半身，
雙手畫圓，全身放鬆

雙手分開，全身放鬆，
上半身向左扭轉，下半
身不動，雙手緩緩向下
畫一個大圓。

Step
10 感受指尖動作，
雙手緩緩放下

感受手臂到指尖的動
作，雙手流暢地畫圓，
慢慢放下。

國家圖書館出版品預行編目資料

關鍵3秒！腰痛體操 / 松平浩作. -- 初版. -- 新北市
: 養沛文化館出版：雅書堂發行, 2018.06
面；公分. -- (Smart living 養身健康觀；114)
譯自：3秒から始める腰痛体操
ISBN 978-986-5665-59-3 (平裝)

1. 腰 2. 運動療法

416.616   107008021

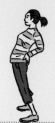

SMART LIVING養身健康觀 114

關鍵3秒！腰痛體操

作　　者／松平浩
翻　　譯／黃盈琪
發 行 人／詹慶和
總 編 輯／蔡麗玲
執行編輯／李宛真
編　　輯／蔡毓玲・劉蕙寧・黃璟安・陳姿伶
執行美術／韓欣恬
美術編輯／陳麗娜・周盈汝
內頁排版／鯨魚工作室
出 版 者／養沛文化館
發行者／雅書堂文化事業有限公司
郵政劃撥帳號／18225950
戶　　名／雅書堂文化事業有限公司
地　　址／新北市板橋區板新路206號3樓
電子信箱／elegant.books@msa.hinet.net
電　　話／(02)8952-4078
傳　　真／(02)8952-4084

2018年6月初版一刷　　定價280元

經銷／易可數位行銷股份有限公司
地址／新北市新店區寶橋路235巷6弄3號5樓
電話／(02)8911-0825　　傳真／(02)8911-0801

STAFF

設計師	野本奈保子（ノモグラム）
	北田進吾（キタダデザイン）
	佐藤江理（キタダデザイン）
	堀 由佳里
攝影	石塚定人
插圖	越井 隆
髮型＆化妝	木戸口恵子
造型師	串尾広枝
模特兒	鈴木咲子（Now Fashion Agency）
DTP	ドルフィン
編輯協力	清木たくや
服裝協力	Yin Yang

參考文獻

Buchbinder R, et al. Spine 26: 2535-42, 2001
Koes BW, et al. Eur Spine J 19: 2075-94, 2010
Fujii T, Matsudaira K. Eur Spine J 22: 432-438, 2013
Deyo RA, Weinstein JN. N Engl J Med 344: 363-370, 2001
Wilke HJ, et al. Spine 24: 755-62, 1999
Leeuw M, et al. J Behav Med: 77-94, 2007
McKenzie R, May S. The Lumbar Spine Mechanical Diagnosis and
Therapy, 2nd Edition. Spinal Publications New Zealand.Waikanae.
2003. pp149-66
Matsudaira K, et al. J Man Manip Ther 23: 205-9, 2015
Tonosu J, et al. J Orthop Sci 21: 414-8, 2016
厚生労働省. 職場における腰痛発生状況の分析について . 基案労発第
0206001 号, 2008
Wood PB. Pain 120: 230-4, 2006
Hasegawa T, et al. Gait Posture 40:670-5, 2014
松原貴子. ペインクリニック 35:1655-1661, 2014
Stagg NJ, et al. Anesthesiology 114: 940-8, 2011
Fumoto M, et al. Behav Brain Res 213: 1-9, 2010
Handschin C, Spiegelman BM. Nature 454: 463-9, 2008

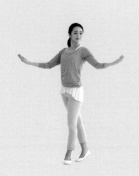

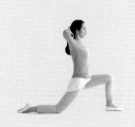

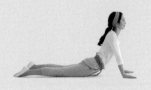